Tous les ans, la Tuberculose tue 150 000 personnes en France : population égale à celle de Rouen ou de Nantes.

La Lutte Antituberculeuse

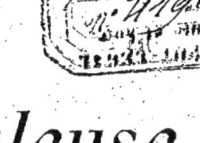

BULLETIN TRIMESTRIEL
DES SANATORIUMS POPULAIRES ET DES SOCIÉTÉS DE BIENFAISANCE
FONDÉS EN FRANCE POUR LA LUTTE
CONTRE LA TUBERCULOSE ET L'ASSISTANCE AUX TUBERCULEUX PAUVRES

Directeurs : MM. les Drs SERSIRON et DUMAREST

EXTRAIT

Le sanatorium d'Argelès.

Par le Dr PILATE,
CHIRURGIEN HONORAIRE DES HOPITAUX D'ORLÉANS,
PRÉSIDENT DE LA LIGUE DU LOIRET CONTRE LA TUBERCULOSE.

PARIS
ANcne LIBRAIRIE G. CARRÉ ET C. NAUD
C. NAUD, ÉDITEUR
3, RUE RACINE, 3
—
1901

Tous les ans, la Tuberculose tue 150 000 personnes en France :
population égale à celle de Rouen ou de Nantes.

La Lutte Antituberculeuse

BULLETIN TRIMESTRIEL

DES SANATORIUMS POPULAIRES ET DES SOCIÉTÉS DE BIENFAISANCE
FONDÉS EN FRANCE POUR LA LUTTE
CONTRE LA TUBERCULOSE ET L'ASSISTANCE AUX TUBERCULEUX PAUVRES

Directeurs : MM. les Drs SERSIRON et DUMAREST

EXTRAIT

Le sanatorium d'Argelès.

Par le Dr PILATE,
CHIRURGIEN HONORAIRE DES HOPITAUX D'ORLÉANS,
PRÉSIDENT DE LA LIGUE DU LOIRET CONTRE LA TUBERCULOSE.

PARIS

ANC^{ne} LIBRAIRIE G. CARRÉ ET C. NAUD

C. NAUD, ÉDITEUR

3, RUE RACINE, 3

1901

Le sanatorium d'Argelès

Par le Dr PILATE,

Chirurgien honoraire des hôpitaux d'Orléans, Président de la ligue du Loiret contre la tuberculose.

L'un des buts de l' « Œuvre antituberculeuse » est de mettre au point la question de la lutte contre la tuberculose en France, et de faire connaître les œuvres populaires qui se sont fondées et qui se fondent pour soutenir cette cause. Il est donc juste de marquer dans cette histoire la place qu'occupe l'œuvre qui, malgré ses allures modestes, a été la première à prendre les armes dans ce combat et continue son action sans bruit, mais avec efficacité. C'est celle du *sanatorium d'Argelès*.

Son souvenir ne doit pas être oublié au milieu de l'action vigoureuse soutenue par les œuvres nouvelles multiples qui occupent présentement l'opinion publique. Car, il y a 25 ans déjà, elle a mis en pratique les idées que nous nous approprions aujourd'hui, en les complétant sans doute, mais qui, en fait, étaient déjà exécutées avant nous.

En 1873, le Dr Douillard, de Paris, dans un voyage aux Pyrénées, remarquait les conditions favorables que réalisait le site d'Argelès au point de vue du climat. Il conçut dès lors la pensée d'y fonder une maison où seraient traités des enfants phtisiques pauvres. Dans ce but il commença des observations météorologiques dans le pays et rédigea des notes où il consigna toutes les idées qui devaient servir de bases au plan définitif d'une œuvre.

Sa mort prématurée, l'année suivante, l'empêcha de mettre ce projet à exécution. Mais il confia ce soin à sa famille qui, aidée par le dévouement du Dr Ferrand, son ancien et fidèle ami, entreprit la tâche, suivant les indications qu'il avait laissées et fonda, dans les années 1875 et 1876, la première œuvre populaire ayant pour but de traiter les phtisiques pauvres par la cure d'air dans les montagnes et une alimentation réparatrice.

Le fonctionnement de l'œuvre commença réellement en 1877, année où les premières petites filles malades furent envoyées provisoirement à Cambo, près de Bayonne, en attendant l'installation définitive d'Argelès.

C'est en 1880 que les jeunes malades furent transportées dans ce dernier endroit, où l'œuvre acquit de la ville d'Argelès un immeuble qui fut approprié, agrandi, et devint le sanatorium tel qu'il existe maintenant.

La propriété appartient à une société civile et une œuvre de charité, d'accord avec celle-ci, entretient les malades.

L'administration est répartie entre deux comités, l'un composé de plusieurs médecins de Paris, d'un architecte et d'un conseil judiciaire, pour les affaires médicales et immobilières; l'autre, de dames patronnesses pour la partie administrative intérieure et financière. Le soin et la direction des enfants, ainsi que la comptabilité de la maison, sont confiés à des religieuses. Le médecin du pays et un médecin de Cauterets, le Dr Sénac-Lagrange, sont chargés des soins médicaux.

L'établissement, bien abrité des vents, voisin de grands bois, se compose d'un bâtiment pouvant loger 25 enfants avec le personnel, et d'un grand jardin, dont une bonne partie est réservée à la culture potagère.

Les sujets traités sont de petites filles pauvres de Paris, nées de parents tuberculeux, et atteintes elles-mêmes de phtisie. On les reçoit de 5 à 12 ans, et elles sont gardées jusqu'à 21 ans.

L'admission des enfants, proposée par le comité des dames patronnesses, est soumise à l'examen du comité médical. Celui-ci n'accepte que les sujets dont les lésions pulmonaires sont susceptibles de guérison.

Entrées dans le sanatorium, les petites malades passent la plus grande partie du temps en plein air, elles sont exercées à des jeux, des travaux de jardinage et de ménage, suivant leur âge, leur capacité et leur force, en évitant toute fatigue. L'instruction entre pour une part dans les occupations, ainsi que quelques travaux de couture.

L'alimentation réparatrice constitue presque le seul traitement. Le sommeil prolongé procure le repos nécessaire.

Ajoutons que le vêtement comporte l'usage du gilet de flanelle, de la robe de laine, du fichu de tête et du capulet de laine, suivant l'usage du pays pyrénéen.

Telles sont les origines, l'installation et l'organisation du sanatorium d'Argelès.

On voit que, depuis 25 ans, il réalise toutes les conditions qui sont maintenant recherchées pour la fondation des sanatoriums populaires. Comme ceux-ci, en effet, il est dû à l'initiative privée, il est administré par une œuvre de bienfaisance, il reçoit les phtisiques pauvres curables, il les traite par l'alimentation réparatrice, le repos, la vie en plein air, dans un endroit abrité et au voisinage des bois.

Il faut remarquer qu'à Argelès, le long séjour des malades pendant leur enfance et leur adolescence consolide leur convalescence dans les meilleures conditions et assure leur guérison définitive.

Enfin la proximité des eaux de Cauterets permet de faire bénéficier de ce moyen adjuvant de traitement toutes les enfants qui semblent pouvoir en tirer profit.

C'est ainsi que se trouve réalisée dans son entier la pensée du généreux fondateur de l'œuvre : procurer aux phtisiques pauvres les conditions de guérison que les riches recherchent dans le climat du midi, l'air pur des montagnes et au besoin les eaux minérales. S'il lui avait été donné d'accomplir lui-même la tâche qu'il a pu seulement préparer, il aurait eu la satisfaction de voir que son désir était légitime, sa pensée féconde. En effet, les résultats obtenus depuis l'origine de l'œuvre jusqu'à aujourd'hui sont remarquables. Il importe d'y insister d'une manière particulière.

Sans doute, le nombre des malades qui ont passé dans le sanatorium n'atteint pas un chiffre considérable, puisqu'on admet les enfants de 5 à 12 ans et qu'on les garde jusqu'à 21 ans. Mais justement, ce nombre restreint a permis d'observer les sujets avec une grande exactitude pendant toute la durée de leur séjour dans la maison et même après leur sortie. A 21 ans, ces jeunes filles sont placées généralement par les soins de l'œuvre, et restent en relation avec leurs protectrices, ou au moins ne sont pas perdues de vue par ces dernières. Toutes les observations sont donc aussi complètes que possible, prenant chaque malade à son entrée et la suivant jusque dans sa vie redevenue libre. Toutes sont réunies dans les archives de l'œuvre et fournissent ainsi les éléments d'une statistique intégrale, permettant une exactitude mathématique. Cela ne peut assurément avoir lieu quand un établissement reçoit de nombreux sujets, qui y font un court séjour, et dont la sortie correspond souvent à leur disparition des registres d'observations.

Or, sur 58 enfants qui ont été traités depuis le début jusqu'à présent, nées de parents phtisiques, atteintes elles-mêmes de phtisie, deux seulement sont mortes des suites de cette maladie. L'une a succombé en 1885, à l'âge de 11 ans, d'accidents insidieux à forme typhoïde qui se caractérisèrent ensuite sous la forme d'entérite tuberculeuse (observation du Dr Ferrand). L'autre, envoyée en 1894, à l'âge de 9 ans 1/2, de l'hôpital des enfants au sanatorium d'Argelès, au 3e degré de la phtisie et avec des complications d'entéro-péritonite, est morte peu de temps après son arrivée (observation du Dr Sénac-Lagrange) (1).

Il faut éliminer deux cas de mort, tout à fait étrangers à la phtisie, l'un dû au croup, chez une enfant de 6 ans, l'autre dû à une fièvre typhoïde, chez une jeune fille de 18 ans, lors d'une épidémie qui sévissait dans le pays.

Restent 54 sujets, soit en cours de traitement, soit sorties du sanatorium. Celles qui sont encore dans l'établissement sont au nombre de 25, âgées de 5 à 20 ans. Elles ont été visitées récemment par le Dr X. Gouraud, une seule n'avait pas gagné depuis son entrée, quatre étaient en voie d'amélioration. Toutes les autres, bien guéries, ne restaient dans la maison que pour attendre leur 21e année.

Les 29 jeunes filles qui sont sorties depuis le commencement de l'œuvre jusqu'à ce jour sont maintenant âgées de 21 à 33 ans. Toutes sont parties guéries. Une seule, placée comme domesti-

---

(1) En cette année 1894, l'œuvre, par un scrupule charitable et fort respectable, se reprocha d'exclure les enfants dont la phtisie était avancée et résolut d'en admettre, à titre d'essai, quelques-unes dans cette dernière condition. C'est ainsi que fut reçue l'enfant Jeanne T..., dont il est parlé ici. Cette tentative malheureuse fit revenir au premier principe de ne traiter que des sujets ayant de véritables chances de guérison.

que, a succombé en pleine apparence de santé, par mort subite, à la suite d'un bain de pieds, pris après le repas, pendant les règles. Toutes les autres ont une vie occupée, laborieuse, quelquefois fatigante. La plupart sont domestiques dans les Pyrénées ou dans les environs de Paris. Plusieurs sont mariées, mères, et leurs enfants ne semblent pas menacés de la tuberculose.

Un tel résultat n'est donné par aucune des statistiques connues sur le traitement de la phtisie. Dira-t-on qu'on a eu affaire à une série heureuse, et que si le nombre des sujets observés était double ou triple, il n'en serait plus de même ? Peut-être. Mais le temps seul peut permettre de compléter l'observation, et pour le présent il n'en reste pas moins acquis que sur 56 enfants atteints de phtisie pulmonaire confirmée, le sanatorium d'Argelès a enregistré 2 morts seulement, par tuberculose intestinale, 1 état stationnaire, 4 améliorations pouvant faire espérer la guérison, et 49 guérisons confirmées.

On ne peut contester ces chiffres quand le comité médical chargé de procéder à l'admission des malades et de constater leur état pendant leur cure, et après leur sortie, a compté des hommes comme Barthez, Woillez, J. Bergeron, Maurice Raynaud, Desormeaux, Gingeot, Sanné, Ferrand, et se compose maintenant de MM. Moissenet, Bucquoy, du Castel, Fernet, Guéniot, Barth, Gouraud et Leroux.

Telles sont l'origine, l'organisation et l'action du sanatorium d'Argelès. Les faire connaître au public, c'est rendre justice à la mémoire du Dr Douillard. Son intelligence, sa clairvoyance et la générosité de son cœur, bien connues de tous ses condisciples, collègues, élèves et amis, firent de lui le premier porte-drapeau de cette cause si noble qui passionne maintenant tout le corps médical.

Communication faite à l'Académie de médecine par le Dr Ferrand, le 15 novembre 1885.

Extraits.

Il y a tantôt 10 ans, un de nos regrettés collègues, le Dr Douillard, ancien interne des hôpitaux, léguait en mourant à sa pieuse compagne cette pensée que la vallée d'Argelès conviendrait admirablement à l'établissement d'un sanatorium, où l'on recueillerait des enfants de parents morts de phtisie pulmonaire, et marqués eux-mêmes du sceau de la terrible maladie.

Le désir de réaliser cette bonne pensée fit naître quelques projets. La ville d'Argelès, en ayant eu connaissance, fit offrir à l'œuvre naissante une propriété dont elle venait d'hériter à des conditions peu onéreuses, à la condition d'y installer une bonne œuvre. Une société civile fut formée et composée en grande majorité de médecins des hôpitaux de Paris. Le domaine fut acquis, non sans beaucoup de formalités, et dès l'année 1878, quelques enfants pouvaient y être installées, sous la surveillance et la direction des sœurs de Saint-André, déjà directrices de l'école du pays.

Laissez-moi vous dire, Messieurs, que cette société civile comprenait alors les noms, entre autres, de deux de vos regrettés collègues, M. le Dr Maurice Raynaud, M. le Dr Woillez. Elle comprend aujourd'hui ceux de M. Moissenet, médecin honoraire de l'Hôtel-Dieu, de votre très honoré président, M. le Dr Bergeron, de M. le Dr Barthez, de MM. Bucquoy, Desormeaux, Gingeot et Ferrand, médecins des hôpitaux, de M. Douillard, architecte, et de M. Bournat, avocat.

Cette pensée d'ailleurs répondait à un besoin réel et pressant : l'encombrement de nos hôpitaux par les phtisiques est un mal bien connu et qui ne peut que s'aggraver. Loin de suffire aux mesures préventives qu'il faudrait prendre pour écarter de nous la tuberculose, l'administration ne peut suffire au traitement des phtisies plus ou moins confirmées. Elle a dû écarter ou ajourner l'exécution des projets qu'elle avait mis à l'étude sur ce sujet tels que le traitement des malades à domicile, le transport des malades dans les hôpitaux des villes du Midi qui pourraient les recevoir, la création d'asiles spéciaux, etc., etc.

Nous avons pensé que c'est un des meilleurs moyens de résoudre la difficulté que de créer, dans une station sanitaire du Midi de la France, un asile d'enfants phtisiques, pris au début de leur maladie, susceptibles par conséquent d'une curabilité au moins relative, de les y garder assez longtemps pour que leur guérison soit non seulement acquise, mais encore durable, et enfin de leur donner là le goût des travaux champêtres, qui sont une des meilleures sauvegardes contre l'explosion ultérieure de la maladie, et de développer leurs aptitudes en ce sens.

Cet asile est situé à plus de 450 mètres d'altitude, à l'extrémité la plus élevée de la ville d'Argelès, qui est elle-même voisine de Pau et de Tarbes, et plus encore de Lourdes. Adossée aux pentes boisées d'une montagne de 1 100 mètres d'altitude (le Gez), Argelès voit couler au-dessous d'elle le gave de Pau, qui s'unit dans cette vallée au gave d'Aran. La vallée, toute entourée de hautes montagnes, forme comme un cirque allongé dans lequel se rencontrent beaucoup d'échantillons de la flore et de la culture méridionales.

Plus élevée qu'Amélie-les-Bains, Argelès possède une température dont les moyennes ne diffèrent pas beaucoup de celle qu'on observe dans la première de ces stations. Peut-être a-t-elle sur cette dernière l'avantage d'être mieux protégée contre les vents d'Est et d'Ouest et, pour ce motif, d'être plus tempérée encore.

Le recrutement de nos enfants s'opère de la façon suivante : elles me sont envoyées avant leur admission, pour que je juge si elles se trouvent dans les conditions médicales requises pour cela.

Je tiens à ce qu'elles soient héréditaires, c'est-à-dire qu'elles aient perdu au moins l'un de leurs parents de phtisie pulmonaire. Souvent la note est encore accentuée à ce sujet par le décès de quelques frères ou sœurs.

Chacune est examinée par moi et doit présenter, pour être admissible, outre les antécédents que je viens de noter, les signes physiques d'une altération des sommets des poumons, au début, et, autant que possible, ne dépassant pas le premier degré de la maladie. Les complications gastro-intestinales ou autres ne sont pas un empêchement, pourvu que l'enfant ne soit pas en état de fièvre ou d'acuité, et pourvu qu'elle ne soit pas absolument cachectique. En un mot, ce sont des enfants dont la maladie est plus ou moins confirmée, mais qui restent encore susceptibles d'une modification curatrice.

L'asile ne reçoit que des filles, âgées de 5 à 12 ans au moment de leur admission. Leurs parents s'engagent moralement à les laisser jusqu'à 20 ans dans l'asile.

Une fois qu'elles y sont admises, elles y vivent de la façon la plus hygiénique possible ; le sommeil leur est largement mesuré ; le régime alimentaire est soigneusement assuré par quatre repas dont deux solides ; et la journée est partagée entre quelques heures de classe et de récréation, plus un travail au jardin que la propriété permet de leur distribuer. Les religieuses auxquelles elles sont confiées tiennent un journal fort exact de leur santé.

Examinées par moi avant leur admission, les enfants sont vues, quand il y a lieu, par le médecin du pays, M. le Dr Cenac (d'Argelès). Tous les ans, M. le Dr Sénac-Lagrange, médecin consultant à Cauterets, les visite en passant ; et il est bien rare que quelqu'un des médecins qui composent notre Société ne se rende aux Pyrénées et ne s'arrête à Argelès pour les visiter à son tour. La plupart d'ailleurs suivent, du moins pendant l'hiver, un léger régime médical dont l'huile de foie de morue, l'iode ou l'arsenic, forment la base, et quelques-unes sont, l'été, dirigées sur Cauterets où M. le Dr Sénac leur fait suivre une cure. Les Compagnies de Cauterets et d'Argelès leur offrent bénévolement leurs eaux.

COMPOSITION DU COMITÉ DE L'ŒUVRE EN 1901

MM. les Drs Moissenet, président ; Bergeron, Bucquoy, Fernet, Guéniot, Gouraud, Leroux, Sanné, de l'Académie de médecine et des hôpitaux de Paris, et MM. Bonnet, avocat, Josso, architecte. Et de Mmes Douillard, présidente ; P. Charpentier, trésorière ; Alicot, Mlle Beaulieu, Mmes Bonie, Bonnet, Mlle Bouchacourt, Mmes Bournat, E. Denormandie, Ferrand, Festugière, J. Fleury, Galichon, E. Hébert, Le Chatelier, A. Madelin, M. Raymond, de Saint-André, de Verdières.

www.ingramcontent.com/pod-product-compliance
Lightning Source LLC
Chambersburg PA
CBHW061622040426
42450CB00010B/2626